BEI GRIN MACHT SICH IHR WISSEN BEZAHLT

- Wir veröffentlichen Ihre Hausarbeit,
  Bachelor- und Masterarbeit

- Ihr eigenes eBook und Buch -
  weltweit in allen wichtigen Shops

- Verdienen Sie an jedem Verkauf

Jetzt bei www.GRIN.com hochladen und kostenlos publizieren

GRIN ☺

Zufriedenheit der Auszubildenden in der Gesundheits- und Krankenpflege

Eine Herausforderung für die praktische Ausbildung

Nicole Finna-Klinger

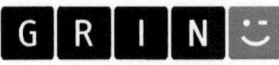

Bibliografische Information der Deutschen Nationalbibliothek:

Die Deutsche Nationalbibliothek verzeichnet diese Publikation in der Deutschen Nationalbibliografie; detaillierte bibliografische Daten sind im Internet über http://dnb.d-nb.de abrufbar.

ISBN: 9783346438706
Dieses Buch ist auch als E-Book erhältlich.

Druck und Bindung: Books on Demand GmbH, Norderstedt Germany
Gedruckt auf säurefreiem Papier aus verantwortungsvollen Quellen

Das vorliegende Werk wurde sorgfältig erarbeitet. Dennoch übernehmen Autoren und Verlag für die Richtigkeit von Angaben, Hinweisen, Links und Ratschlägen sowie eventuelle Druckfehler keine Haftung.

Das Buch bei GRIN: https://www.grin.com/document/1031815

Zufriedenheit der Auszubildenden in der Gesundheits- und Krankenpflege-

Herausforderung für die praktische Ausbildung- eine empirische Untersuchung an zwei

Krankenhäusern in Thüringen.

Forschungsarbeit

Modulbezeichnung: Interdisziplinäres Projekt an Schulen des Gesundheitswesens, Projekt als Methode im Unterricht

SRH Hochschule für Gesundheit

Studiengang: Medizinpädagogik-BA WiSe 2016/17

Eingereicht von: Nicole Finna- Klinger

SRH Hochschule für Gesundheit Eingereicht am:

05.08.2019

Abstract

Unsere Gesellschaft wird zunehmend älter, die Medizin entwickelt sich immer weiter, die pflegerische Versorgung steht vor einer großen Herausforderung. Ein wichtiger Baustein ist die Investition in die Auszubildenden zu tätigen, um zukünftige Fachkräfte zu rekrutieren. Bereits ein Großteil der ausbildenden Betriebe setzt dies um (Pfeifer, Schönfeld, Wenzelmann, & Jansen, 2015, S. 13). Ziel der vorliegenden Forschungsarbeit ist es, herauszufinden wie zufrieden die Auszubildenden in den Kreiskrankenhäusern G. und S. mit ihrer praktischen Ausbildung sind. Um Ansatzpunkte zur qualitativen Verbesserung der Ausbildung zu finden, wurden 33 Auszubildende der beiden Krankenhäuser zu ihrer Zufriedenheit befragt. Mit Hilfe eines standardisierten anonymen Fragebogens wurden von April bis Juni 2019 quantitativ Daten erhoben. In einer Querschnittsanalyse erfolgte die Auswertung mittels SPSS Version 21. Die Ergebnisse wurden mit dem Ausbildungsreport 2015 der Vereinten Dienstleistungsgesellschaft (ver.di) verglichen. Mit den gegebenen Verhältnissen einverstanden waren knapp über die Hälfte der Befragten, kein wesentlicher Unterschied zum bundesweiten Durchschnitt. Das Arbeiten unter Zeitdruck, eine dünne Personaldecke sowie fehlende Betreuung kristallisierten sich als Faktoren heraus, die nicht zur allgemeinen Zufriedenheit beitragen.

Schlüsselwörter: Fachkräftemangel- Ausbildung- Zufriedenheit

As our society grows older, medicine continues to evolve, and nursing is a major challenge. An important component is the investment in the trainees to recruit future professionals. Already the majority of training companies are implementing this (Pfeifer, Schönfeld, Wenzelmann, & Jansen, 2015, p. 13). The aim of this research is to find out how satisfied the apprentices in the G. and S. district hospitals are with their practical training. In order to find starting points for the qualitative improvement of the training, 33 trainees from the two hospitals were surveyed to their satisfaction. Using a standardized anonymous questionnaire, quantitative data were collected from April to June 2019. In a cross-sectional analysis, the evaluation was carried out using SPSS version 21. The results were compared with the training report 2015.of the untited service company (ver.di). Just over half of the respondents agreed with the given conditions, no significant difference to the nationwide average. Working under time pressure, a thin staffing and lack of care crystallized as factors that do not contribute to overall satisfaction.

Keywords: Skills shortage- vocational training- satisfation

Inhaltsverzeichnis

Abbildungsverzeichnis

Tabellenverzeichnis

1 Einleitung

Die Sicherung des Fachkräftebedarfs stellt derzeit eine enorme Herausforderung an zahlreiche Branchen dar. Ein wichtiger Baustein ist die Investition in die Auszubildenden zu tätigen, um zukünftige Fachkräfte zu rekrutieren. Bereits ein Großteil der ausbildenden Betriebe setzt dies um (Pfeifer, Schönfeld, Wenzelmann, & Jansen, 2015, S. 13).

Insbesondere der Gesundheitsbereich ist momentan von einem Mangel an Fachkräften betroffen (Burstedde, 2018, S. 12). Unbelegte Zimmer- nicht auf Grund von fehlenden Patienten, sondern auf der Basis von fehlendem Stationspersonal ist teilweise Realität in einigen Kliniken in Deutschland. Im Jahr 2018 lag der Durchschnitt bei 23 900 offenen unbesetzten Stellen in der Altenpflege sowie 15 700 freien Plätze in der Krankenpflege, so besagen es Zahlen der Bundesagentur für Arbeit (Statistik der Bundesagentur für Arbeit, Berichte: Blickpunkt Arbeitsmarkt-Arbeitsmarktsituation im Pflegebereich, 2019). In einer Branche, in der bereits solch ein Fachkräftemangel existiert, ist es umso wichtiger in die Qualität der Ausbildung und damit in die Zufriedenheit der Auszubildenden zu investieren. „Wie Pflegende ausgebildet werden, beeinflusst die Qualität der praktischen Pflege" (Elzer et al., 2007, S.261).

„Nachwuchskräfte werden durch die Qualität der Pflegeausbildung dazu befähigt, selbstständig, eigenverantwortlich und ökonomisch zu arbeiten sowie ihre Tätigkeiten an wissenschaftlich fundierten Standards zu orientieren" (Joeres Stefanie, 2004, S. 8).Die Personalengpässe mit eigenen ehemaligen Auszubildenden zu besetzen, stellt oftmals das Mittel der Wahl dar. Die neuen Pflegefachkräfte kennen sich in den Strukturen des Unternehmens bereits aus und die Konzentration kann sich voll und ganz auf die vorbehaltlichen Tätigkeiten fokussieren. Klingt nach den idealen Voraussetzungen für den Start in das Berufsleben. Doch wie sieht es mit der Zufriedenheit der Auszubildenden in ihrer Pflegeausbildung aus, wie gestärkt gehen sie in ihren Arbeitsalltag hinaus? Diese Fragen gilt es zu beantworten, um Handlungsempfehlungen für die Zukunft der Ausbildung zu erfassen, die geprägt ist durch Ablösung des Krankenpflegegesetzes und dem Start der generalistischen Pflegeausbildung mit dem 01.01.2020. Aktuelle Hochrechnungen des Statistischen Bundesamtes zeigen, dass im Jahr 2025 voraussichtlich etwa 112 000 Pflegerinnen und Pfleger in Vollzeitanstellung fehlen werden, um den Bedarf an professioneller Alten- und Krankenpflege in Deutschland decken zu können (Afentakis & Maier, 2010, S. 999). Der wachsende Fachkräftemangel im Pflegebereich stellt dabei für viele Krankenhäuser bereits heute eine ernstzunehmende Problematik dar. Die Folgen personeller Unterbesetzung in der Pflege sind für die betroffenen Häuser meist folgenschwer. Es zeigt sich, dass die Kosten für die Personalakquise steigen (Buxel, 2011, S. 946). Bereits zum jetzigen Zeitpunkt sind gemeldete Stellenangebote für examinierte Krankenpflegefachkräfte und -spezialisten im Bundesdurchschnitt 154 Tage vakant. Dies stellt 36 % mehr als die durchschnittliche Vakanzzeit über alle Berufe dar (Bundesagentur für Arbeit Statistik/Arbeitsmarktberichterstattung, 2019, S. 15)

Um Ansätze zu einer Verbesserung der Zufriedenheit der Auszubildenden erkennen zu können, mit dem Ziel, dass diese als zukünftige Fachkräfte dem Unternehmen zur Verfügung stehen, wurde die hier vorliegende Arbeit verfasst.

2 Theorieteil

Im nun folgenden Abschnitt wird der aktuelle Stand der Forschung bezüglich der Erfassung der Zufriedenheit der Auszubildenden in der Pflegebranche dargestellt.

2.1 Hintergrund

Grundlage der Arbeit bildet der Ausbildungsreport der vereinten Dienstleistungsgewerkschaft (ver.di) aus dem Jahr 2015. In dieser großangelegten Studie konnten bundesweit 3410 Azubis der Pflege befragt werden. Davon befanden sich 2569 Teilnehmer in der Gesundheits- und Krankenpflege, 404 in der Gesundheits- und Kinderkrankenpflege, 387 in der Altenpflege sowie 50 in der Pflegeassistenz bzw. Krankenpflegehilfe (Ausbildungsreport Pflegeberufe , 2015, S. 6). In dieser Studie schneidet die Ausbildung in der Pflege schlecht ab, 58,5 % sind mit ihrer Ausbildung insgesamt zufrieden (ebd.,S.10). Dem gegenüber stehen in den 25 beliebtesten Ausbildungsberufen bundesweit 70,2 % zufriedene Auszubildende (DGB Jugendausbildungsreport, 2018, S. 8).

Im beschriebenen Ausbildungsreport wurden sehr viele Details der Ausbildung in der Pflege erfragt, u.a. die Ausbildungsvergütung, die Selbstbestimmung bei der Urlaubsplanung, kostenlose Fachbücher als Ausbildungsmittel und die Überstunden. Da diese Punkte für die Zielstellung von geringerem Interesse waren, wurden sie in der Befragung in den beiden Kreiskrankenhäusern ausgeschlossen.

Laut Ausbildungs- und Prüfungsverordnung für die Berufe in der Krankenpflege § 2 Absatz 2 ist die Aufgabe der Praxisanleitung „...die Schülerinnen und Schüler schrittweise an die eigenständige Wahrnehmung der beruflichen Aufgaben heranzuführen und die Verbindung mit der Schule zu gewährleisten" (Ausbildungs- und Prüfungsverordnung für die Berufe in der Krankenpflege (KrPflAPrV), 2004). Daraus ergibt sich folgende Aussage: „In meinen Stationseinsätzen werde ich schrittweise an meine beruflichen Aufgaben herangeführt." In der Verdibefragung antwortet ein Drittel (33,1 Prozent) aller Auszubildenden auf die Frage, ob sie während ihres praktischen Einsatzes vor Ort von Praxisanleiter/innen an ihre beruflichen Aufgaben herangeführt werden, mit nein oder überwiegend nein (Ausbildungsreport Pflegeberufe , 2015, S. 31).

Verschiedene Faktoren beeinflussen die Zufriedenheit in der Ausbildung. Unter anderem wirken sich die Arbeitsbedingungen in den Krankenhäusern auf die Ausbildung aus. Eine Frage beschäftigte sich mit den verschiedenen Belastungen im Stationsalltag, hier ergab sich, dass *Arbeiten unter Zeitdruck* (63,7%), *Probleme im Team* (37,7%), *fehlende Pausen* (37,3%) sowie die schwierige *Vereinbarkeit von Familie und Beruf* (33,7%) das Ranking eins bis vier darstellen. Das „Arbeiten im Schichtdienst" lag mit 28,6% auf Platz sechs. Diese negativen Faktoren gestalten keinen zufriedenen Azubi und damit keinen zukünftigen motivierten Mitarbeiter auf Station.

Im Gesamtergebnis zeigt sich, dass besonders die praktischen Anleitungsstunden im Unternehmen, Überstunden, „Stationshopping", also das kurzfristige Einspringen auf anderen Stationen, zu wenig Praxisanleiter/innen auf Station und damit das Gefühl sich nicht gut angeleitet zu fühlen, ein grundlegendes Problempotential darstellen (Ausbildungsreport Pflegeberufe , 2015, S. 10). Im Detail betrachtet heißt das, 59,7 % der Auszubildenden in der Gesundheits- und Krankenpflege werden *unplanmäßig zur Aushilfe auf anderen Stationen eingesetzt.* Die Aussage: „Meiner Meinung nach benötigen wir mehr Praxisanleiter/innen" wurde von 88,6% mit *ja* angegeben. 41,2% der Befragten äußerten, dass sie sich nicht gut angeleitet fühlen (ebd., S.28- 34).

2.2 Begrifflichkeiten

Im nun folgenden Teil werden Erklärungen der verwendeten Begrifflichkeiten aufgeführt. Am Anfang steht die praktische Anleitung durch Praxisanleiter/innen übergehend in den nötigen Theorie- Praxis- Transfer in der praktischen Ausbildung.

2.2.1 Praktische Anleitung durch Praxisanleiter/innen

Die Ausbildung in der Gesundheits- und Krankenpflege ist im deutschen Berufsbildungssystems in einer Sonderform organisiert. Sie ist geregelt über die Berufszulassungsgesetze des Bundes. Im Detail ähnelt sie aber sehr den Ausbildungen des dualen Systems (Schneider, Schneider, & Brinker-Meyendriesch, 2003, S. 30). Charakteristisch findet sie an 2 Lernorten statt: im Ausbildungsbetrieb und an einer staatlich anerkannten Pflegeschule oder Berufsfachschule.

Das Ziel besteht darin, die erforderlichen Kompetenzen für die Ausübung der qualifizierten Tätigkeiten in der sich derzeit ständig wandelnden Arbeitswelt zu vermitteln. Darüber hinaus soll die erforderliche Berufserfahrung ermöglicht werden (Kultusminister, 2019).

Die praktische Ausbildung im Ausbildungsbetrieb ist in einem angemessenem Umfang durch Praxisanleiter/innen zu begleiten (Ausbildungs- und Prüfungsverordnung für die Berufe in der Krankenpflege (KrPflAPrV), 2004, S. § 2 Absatz 1). Darüber hinaus wird im selben Paragraphen geregelt, wer sich als Praxisanleiter/in bezeichnen darf. Praxisanleiter/in sind Personen, die zum einen die Berufserlaubnis nach dem Krankenpflegegesetz vorweisen können, sowie eine Berufserfahrung von mindestens 2 Jahren, verbunden mit einer berufspädagogischen Weiterbildung von mindestens 200 Stunden (ebd). Entweder sind diese für ihre Tätigkeit als Praxisanleiter freigestellt und stationsübergreifend tätig oder sie sind weiterhin im Stationsteam integriert (Ausbildungsreport Pflegeberufe , 2015, S. 11).

Im geltenden Krankenpflegegesetz mit der dazugehörigen Ausbildungs- und Prüfungsverordnung fehlte bis dato eine klare Regelung, die Art und Umfang der praktischen Anleitung festlegt. Dies ändert sich mit dem Pflegeberufegesetz, welches ab dem 01.01.2020 in Kraft tritt. Hier ist im § 6 Absatz 3 präzise geregelt, dass in einem Umfang von 10 % Anleitungsstunden zu gewährleisten sind (Pflegeberufegesetz (PflBG), 2017).

2.2.2 Theorie-Praxis-Transfer

Der Aufgabenbereich der Praxisanleiter/innen umfasst vor allem den Auszubildenden die Möglichkeit zu geben, die in der Theorie erworbenen Kenntnisse in der Praxis zu erlernen und zu vertiefen (Ausbildungs- und Prüfungsverordnung für die Berufe in der Krankenpflege (KrPflAPrV), 2004, S. § 2 Absatz 1). Befinden sich jedoch zu wenig Praxisanleiter in der Einrichtung oder fehlt die Zeit für eine strukturierte Praxisanleitung, kann sich der Theorie- Praxistransfer für die Auszubildenden schwierig gestalten. Praxisanleitungen sind das Bindeglied zwischen Theorie und Praxis (DKG- Positionspapier zur Praxisanleitung und Praxisbegleitung auf der Grundlage des Krankenpflegegesetzes, 2006).

Die Vermittlung der theoretischen Kenntnisse erfolgt, wie bereits eingangs erwähnt, an staatlich anerkannten Pflegeschulen oder Berufsschulen. Im Fall der untersuchten Einrichtungen handelt es sich um eine staatliche höhere Berufsfachschule. Es gilt die Lernerfordernisse der Schule mit den Ausbildungsinhalten unter realen Bedingungen abzustimmen (Mamerow, 2013, S. 55). So kann eine erfolgreiche Ausbildung gelingen.

2.3 Zielstellung der Arbeit

Ziel dieser Forschungsarbeit soll es sein, einen Überblick über die Zufriedenheit der Auszubildenden in den beiden Kreiskrankenhäusern G. und S. zu erlangen. Die Forschungsfrage lautet: „Wie zufrieden sind die Auszubildenden der Krankenhäuser G. und S. mit ihrer praktischen Ausbildung? Gibt es Unterschiede im Vergleich zum bundesweiten Durchschnitt der ver.di Studie aus dem Jahr 2015?"

„Zufrieden sein" definiert sich laut Bedeutungswörterbuch des Dudens: „mit den gegebenen Verhältnissen, Leistungen o.Ä. einverstanden; nicht auszusetzend habend (Duden; Das Bedeutungswörterbuch, 2018, S. 1161)". In welchen Punkten sind die Auszubildenden mit den gegebenen Verhältnissen nicht einverstanden? Wie sehen die Auszubildenden die Qualität ihrer Ausbildung, wie wirken sich beispielsweise kurzfristige Stationswechsel und eine aufwendige Vor– und Nachbereitungszeit des Theorieparts auf die Lernenden aus? Aus den Ergebnissen soll es gelingen, Verbesserungspotenziale für die praktische Ausbildung zu erkennen. Eine zukunftsorientierte Ausbildung kann ein essenzieller Beitrag zur Aufwertung der Berufe in der Pflege darstellen (Ausbildungsreport Pflegeberufe , 2015, S. 4).

3. Methodisches Vorgehen

Im nächsten Abschnitt wird die Vorgehensweise bei der Erstellung der Forschungsarbeit beschrieben. Anschließend folgt die Stichprobenbeschreibung und die Vorstellung des Settings der Untersuchung, sowie die Beschreibung der Untersuchung. Es wurde mit einer Literaturrecherche im Internet begonnen. Hier fand sich die Studie der vereinten Dienstleistungsgewerkschaft (ver.di), welche zahlreiche Faktoren beinhaltet, die von Interesse für die Problemstellung dieser Arbeit ist. Darüber hinaus erfolgte die Recherche in gesetzlichen Grundlagen, hier wurde die derzeit noch gültige Ausbildungs- und Prüfungsverordnung für die Berufe in der Krankenpflege und das, ab dem 01.01.2020 in Kraft tretende, Pflegeberufegesetz mit der dazugehörigen Ausbildung- und Prüfungsverordnung gewählt.

3.2 Forschungsdesign/ Vorgehen

Es handelt sich um eine quantitative Datenerhebung im Rahmen einer monozentrischen Querschnittstudie. Mit Hilfe eines standardisierten anonymen Fragebogens (siehe Anhang 1) wurden alle derzeitigen Auszubildenden der Krankenhäuser G. und S. befragt. Da es sich um eine Mitarbeiterbefragung handelte, wurde zunächst die Information der Pflegedienstleitung initiiert, um anschließend die Zustimmung des Betriebsrates einzuholen. Von beiden Seiten gab es keinerlei Einwände.

Der Zeitraum war vom April 2019 bis Juni 2019 festgelegt. In einer Querschnittsanalyse erfolgte die Auswertung der erhobenen Daten, mittels SPSS Version 21. Darüber hinaus wurden die Ergebnisse mit dem ver.di Ausbildungsreport 2015 verglichen.

3.3 Vorstellung des Settings- die beiden Krankenhäuser G. und S.

Das Kreiskrankenhaus G. ist ein modernes, überregionales Krankenhaus der Akutversorgung und besitzt insgesamt 296 Betten, welche auf 5 Zentren (9 Kliniken) verteilt sind. Das zweite Setting der Befragung ist das Kreiskrankenhaus S. Hier handelt es sich um ein Haus der Grundversorgung mit insgesamt 120 Betten und derzeit 4 Kliniken. In den

Krankenhäusern der untersuchten Population stehen zwei freigestellte Praxisanleiter zur Verfügung, darüber hinaus befindet sich auf jeder Station ein Praxisanleiter mit verschiedenen Arbeitsstunden pro Woche . Die Verfügbarkeit für die Auszubildenden richtet sich jedoch nach der Dienstplangestaltung. Die Ausbildung an beiden Standorten hat eine langjährige Tradition. Er werden jährlich 14 Auszubildende für den Standort G. und 6 Azubis für S. aufgenommen. Verschiedene Faktoren, wie bspw. Nichtbestehen des Probehalbjahres oder auch Abbrechen der Ausbildung u.a. bedingt durch Schwangerschaft, stellen Gründe dar, warum derzeit lediglich 39 Auszubildende in beiden Krankenhäusern beschäftigt sind. Den theoretischen Teil der Ausbildung absolvieren sie an einer, nicht zum Unternehmen gehörenden, höheren staatlichen Berufsfachschule in G. Perspektivisch ist, aus den bereits in der Einleitung beschriebenen Gründen, eine Erhöhung der Anzahl der Auszubildenden in Planung.

3.3 Stichprobenbeschreibung

Insgesamt wurden 39 Auszubildende, die an den zwei beschriebenen Standorten beschäftigt sind, eingeladen an der Studie teilzunehmen. Es handelte sich nicht um eine repräsentative Umfrage, die Teilnahme war freiwillig. Die Daten wurden online erfasst, jeder Auszubildende erhielt den Umfragelink unter Nutzung der Plattform „Umfrage online" per E-Mail zugesandt. Zu Beginn der Bearbeitung des Fragebogens befand sich eine kurze Instruktion, um die Anonymität zu unterstreichen und die ungefähre Dauer zur Bearbeitung zu benennen.

3. Fühlen sie sich insgesamt gut angeleitet?

○ ja

○ überwiegend ja

○ überwiegend nein

○ nein

○ weiß nicht

4. Wie oft müssen sie kurzfristig aushilfsweise auf anderen Stationen einspringen?

○ ständig

○ häufig

○ manchmal

Abbildung 1.
Ausschnitt aus dem erstellten Fragebogen für die Auszubildenden in G. und S.

Die Untersuchungspopulation setzte sich aus der Überzahl von Frauen zusammen, lediglich ein männlicher Auszubildender war vertreten.

3.4 Beschreibung der Untersuchung

Um Vergleiche mit dem bundesweiten Durchschnitt treffen zu können, war die Grundlage des Fragebogens der „Ausbildungsreport Pflegeberufe 2015".

Der erste Abschnitt beinhaltete Fragen und teilweise Behauptungen, die Details der praktischen Ausbildung thematisieren. Darauf folgte der zweite Teil, der sich mit dem Theorieabschnitt der Ausbildung befasste. Das letzte Segment konzentrierte sich auf demografische Daten. Zur einfachen Beantwortung wurden hauptsächlich Fragen zum Ankreuzen gewählt, um einerseits die Studie teilnehmerfreundlich zu gestalten und andererseits die Auswertung zu vereinfachen.

4. Ergebnisse

Es werden nun die Ergebnisse der Befragung dargestellt. Im ersten Teil folgt eine Zusammenfassung der allgemeinen und demographischen Daten. Es schließen sich Angaben zur praktischen Ausbildung an. Abschließend werden Ergebnisse, die den schulischen Teil betreffen aufgezeigt.

4.1 Allgemeine und demographische Daten

Die Rücklaufquote war hoch, sie betrug 84,61 %, es nahmen 33 von 39 Auszubildenden teil. Daraus ergibt sich eine Stichprobengröße von n= 33.Tabelle 1 zeigt das vorliegende Durchschnittsalter der Untersuchungspopulation. Die Teilnehmer der Studie waren im Minimum 16 Jahre alt, das maximale Alter lag bei 35 Jahren, so dass man von einem Mittelwert von 20,3 Jahren ausgehen konnte. Die Standardabweichung lag bei 3,57 Jahren.

Tabelle 1

Minimum, Maximum sowie Mittelwert und Standardabweichung für das Item "Wie alt sind Sie?"

	n	Minimum	Maximum	Mittelwert	Median	Standard-abweichung in Jahren
Wie alt sind Sie?	33	16,00	35,00	20,30	19,00	3,57

Bemerkungen. „n" gibt die absolute Häufigkeit der Befragten an

Der überwiegende Teil der Auszubildenden verfügte über einen Realschulabschluss, n= 26 Azubis (78,8%), gefolgt von n=4 Studienteilnehmern, die ein Abitur beziehungsweise eine allgemeine oder fachgebundene Hochschulreife aufzeigen konnten, n=2 Teilnehmer hatten eine Fachhochschulreife und n=1 Auszubildender beendete seine Schullaufbahn mit einem Hauptschulabschluss.

Tabelle 2

Häufigkeit zum Item „Welchen höchsten allgemeinbildenden Schulabschluss haben Sie?

	Absolute Häufigkeit	Relative Häufigkeit in Prozent	Gültige Prozent	Kumulierte Prozente
Allgemeine oder fachgebundene Hochschulreife/Abitur	4	12,1	12,1	12,1
Fachhochschulreife/ Abschluss einer Fachoberschule	2	6,1	6,1	18,2
Realschulabschluss (mittlere Reife)	26	78,8	78,8	97,0
Hauptschulabschluss	1	3,0	3,0	100,0
Gesamt	33	100,0	100,0	

4.2 Ergebnisse zur Befragung verschiedener Items der praktischen Ausbildung

Die Beantwortung der Forschungsfrage „Wie zufrieden sind die Auszubildenden Krankenhäuser G. und S. mit ihrer praktischen Ausbildung?" der vorliegenden Arbeit war in Frage Nummer Fünf formuliert. Die Studie kam zu dem Ergebnis, dass von n= 33 (100%) der Stichprobenteilnehmer, n=19 (57,6%) angaben mit ihrer praktischen Ausbildung sehr zufrieden beziehungsweise zufrieden zu sein.

Tabelle 3

Häufigkeit zur Frage „Wie zufrieden sind Sie insgesamt mit Ihrer praktischen Ausbildung?"

	Absolute Häufigkeit	Relative Häufigkeit in Prozent	Gültige Prozent	Kumulierte Prozente
Sehr zufrieden	3	9,1	9,1	9,1
zufrieden	16	48,5	48,5	57,6
Teilweise zufrieden	11	33,3	33,3	90,9
Eher unzufrieden	2	6,1	6,1	97,0
Sehr unzufrieden	1	3,0	3,0	100,0
Gesamt	33	100,0	100,0	

Ein Teil der Studie war es herauszufinden, ob es, aus der Sicht der Schülerinnen und Schüler, genügend Praxisanleiter auf den Stationen gibt. 23 Auszubildende (n=23) finden, dass es zu wenige Praxisanleiter/innen gibt, 9 Teilnehmer/innen (n=9) waren mit der Anzahl einverstanden, 1 Teilnehmer (n=1) gab darauf keine Antwort.

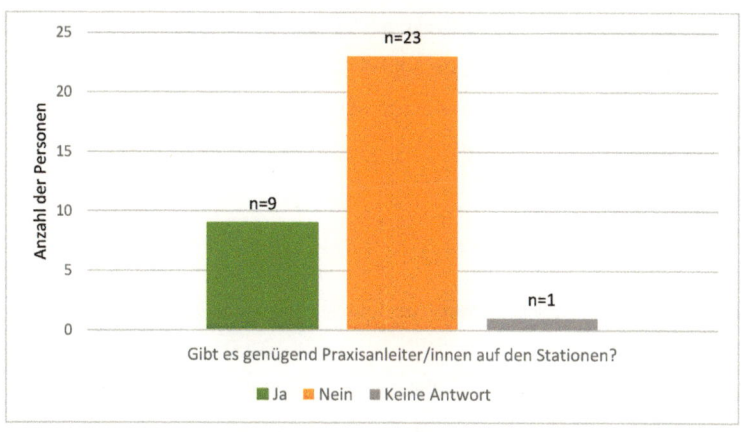

Abbildung 2.
Darstellung der absoluten Häufigkeiten zur Frage „Gibt es genügend Praxisanleiter/innen auf Station? (n=33)

Auf die Frage, ob sich die Auszubildenden gut angeleitet fühlen, resultierten folgende Ergebnisse: n=20 (60,6%) der Befragten gaben an, sich gut bis überwiegend gut angeleitet zu fühlen.

Tabelle 4

Häufigkeit zur Frage „Fühlen Sie sich insgesamt gut angeleitet?"

	Absolute Häufigkeit	Relative Häufigkeit in Prozent	Gültige Prozent	Kumulierte Prozente
Ja	4	12,1	12,1	12,1
Überwiegend ja	16	48,5	48,5	60,6
Nein	1	3,0	3,0	63,6
Überwiegend nein	12	36,4	36,4	100,0
Gesamt	33	100,0	100,0	

Ein weiteres Item bezog sich auf die zur Verfügung stehenden Zeitfenster der Praxisanleiter/ innen. Hier zeigte sich, dass n=20 (60,6%) Auszubildende der Meinung waren, dass nicht genügend Zeit vorhanden ist, während lediglich n=12 (36,4%) sie für ausreichend empfanden.

Tabelle 5

Häufigkeit zur Aussage „Die Praxisanleiter/innen haben genügend Zeit mich anzuleiten."

	Absolute Häufigkeit	Relative Häufigkeit in Prozent	Gültige Prozent	Kumulierte Prozente
ja	6	18,2	18,2	18,2
Überwiegend ja	6	18,2	18,2	36,4
nein	7	21,2	21,2	57,6
Überwiegend nein	13	39,4	39,4	97,0
Weiß nicht	1	3,0	3,0	100,0
Gesamt	33	100,0	100,0	

In einem weiteren Item wurden die Häufigkeiten zur Aussage *„In meinen Stationseinsätzen werde ich schrittweise an meine beruflichen Aufgaben herangeführt."* erfasst. Hier sprachen n=6 (18,2%) Auszubildende von einer *immerwährenden* schrittweisen Heranführung an berufliche Aufgaben. n=11 (33,3%) gaben an, diese Vorgehensweise *häufig* zu erleben, während n=10 (30,3 %) nur *manchmal* und n=6 (18,2%) Teilnehmer *selten* diese gesetzlich vorgeschriebene Pflicht erfahren.

Tabelle 6

Häufigkeit zur Aussage „In meinen Stationseinsätzen werde ich schrittweise an meine beruflichen Aufgaben herangeführt."

	Absolute Häufigkeit	Relative Häufigkeit in Prozent	Gültige Prozent	Kumulierte Prozente
häufig	11	33,3	33,3	33,3
immer	6	18,2	18,2	51,5
manchmal	10	30,3	30,3	81,8
selten	6	18,2	18,2	100,0
Gesamt	33	100,0	100,0	

Weitere Faktoren, die sich auf das Zufriedensein auswirken, sind die Beeinträchtigungen im Stationsalltag. Hier wurden die Belastungen der Auszubildenden erfasst. Kein Auszubildender (n=0) fühlt sich durch das Arbeiten im *Schichtdienst* beeinträchtigt. Im Gegensatz dazu, stellt das *Arbeiten unter Zeitdruck* mit n= 11 (33,3 %) hier die größte Belastung dar. 6 (n=6) Auszubildende (18,2 %) gaben an, dass *Sonstiges* sie beeinträchtigt, hier bestand die Möglichkeit für freie Angaben. In diesem Abschnitt kam es u.a. zu folgenden Einzelaussagen: „Einsatz als volle Arbeitskraft", „unfreundliche Teammitglieder", „fehlendes Personal", „fehlende Betreuung", „unterbesetzte Schichten". Unter dem großen Punkt Personalmangel können die häufigsten Angaben der Auszubildenden zusammengefasst werden. *Probleme im Team* sowie *Fehlende Pausen* waren mit jeweils n=5 (15,1 %) vertreten.

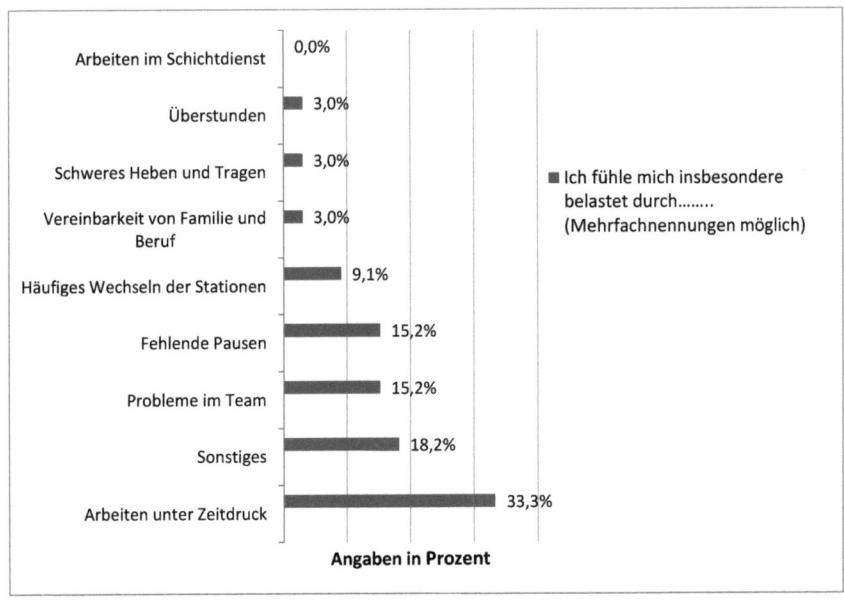

Abbildung 3.
Darstellung der Häufigkeiten für das Item " Ich fühle mich insbesondere belastet durch...
(Mehrfachnennungen möglich)

4.3 Items mit Bezug auf den theoretischen Teil der Ausbildung

In der derzeit noch gültigen Ausbildungs- und Prüfungsverordnung für die Berufe in der Krankenpflege § 2 Absatz 1 ist festgelegt, dass in der praktischen Ausbildung gewährleisten zu ist, die in der Theoriephase erworbenen Kenntnisse zu vertiefen und zu erlernen. Um eine gute Ausbildung zu gestalten, sollte es den Auszubildenden relativ einfach fallen einen Theorie-Praxistransfer herzustellen. Diesem Passus wurde in der Befragung nachgegangen. Die Aussage „Der Theorie- Praxistransfer fällt mir schwer" wurde von n=22 (66,6%) Auszubildenden mit *manchmal* über *häufig* , bis *immer* beantwortet. Demgegenüber waren n=8 (24,2%) der Ansicht *selten* ein Problem im Theorie-Praxistransfer zu haben. *Nie* einen Konflikt in diesem Bereich zu verspüren, gaben n=3 (9,1%) an.

Absolute Häufigkeiten für den Theorie-Praxistransfer (n=33)

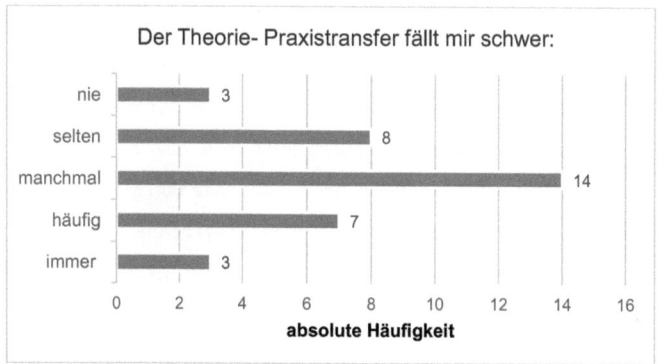

Die Aufbereitung der Theoriekenntnisse stellt einen wesentlichen Bestandteil der Ausbildung dar. Aus diesem Grund wurde erfragt, welchen Anteil die Vor -und Nachbereitung des Unterrichtes einnimmt. n= 13 (39,4%) nehmen sich zusätzlich 8 h pro Woche Zeit für die Aufbereitung des Unterrichts. n= 9 (27,3%) gaben an, 6h pro Woche diesen zusätzlichen Aufwand betreiben zu müssen.

Tabelle 7

Häufigkeit zur Frage „Welchen Anteil nimmt die Vor- und Nachbereitung des Unterrichts ein?"

	Absolute Häufigkeit	Relative Häufigkeit in Prozent	Gültige Prozent	Kumulierte Prozente
10 h/ Woche	4	12,1	12,1	12,1
8 h/ Woche	13	39,4	39,4	51,5
6 h/ Woche	9	27,3	27,3	78,8
4 h/ Woche	5	15,1	15,1	93,9
2 h/ Woche	2	6,1	6,1	100
Gesamt	33	100,0	100,00	

5. Diskussion / Fazit

Insgesamt konnte festgestellt werden, dass es wenige Unterschiede in den Ergebnissen der hier durchgeführten Studie im Vergleich zu der bundesweiten Umfrage der Vereinten Dienstleistungsgewerkschaft (ver.di.) gibt. Die Frage *Wie zufrieden sind Sie insgesamt mit Ihrer praktischen Ausbildung?"* beantworteten in G. und S. 57,6 % mit sehr zufrieden bis zufrieden. Im Vergleich dazu lag der bundesweite Durchschnitt in der Gesundheits- und Krankenpflege bei 56,4 % (Ausbildungsreport Pflegeberufe , 2015, S. 33) Insgesamt wird hier deutlich, die Zufriedenheit in G. und S. lag 1,2 % über dem bundesweiten Durchschnitt. Diesem Resultat stehen 70,2 % zufriedene Auszubildende des DGB- Jugendausbildungsreport gegenüber (DGB Jugendausbildungsreport, 2018, S. 8). Scheinbar gelingt es anderen Branchen ihre Azubis besser zu betreuen und ihnen das Gefühl zu geben, sich gut versorgt zu fühlen.

Lediglich in den Items *Vor- und Nachbereitungszeit des Unterrichts* sowie bei der Frage *„Fühlen sie sich gut angeleitet"* (60,6 %) gab es darüber hinaus ein minimal besseres Abschneiden. Bei der Vor- und Nachbereitungszeit lag in der ver.di Studie mit 90,8 % der Zusatzaufwand von 10 Stunden pro Woche an der Spitze (Ausbildungsreport Pflegeberufe , 2015, S. 41). In der untersuchten Population war der Aufwand von 8 Stunden pro Woche (mit 39,4%) auf Platz eins, gefolgt von 6 Stunden mit 27,3 %. Hier könnte ein Ansatz zur Lösung die Einführung eines zusätzlichen kombinierten Theorie- Praxistages sein. Die im Unterricht bearbeiteten Themen auf den Stationen vor Ort mit den Praxisanleitern besprechen und wiederholen, wäre gegebenenfalls auch ein Ausgangspunkt für die Verbesserung des Theorie- Praxistransfers. In diesem Item gaben 24,2% der Studienteilnehmer aus G. und S. an, dass ihnen der Transfer in die Praxis *immer* bzw. *häufig* schwer fällt. Auch die 42,4 % der Auszubildenden denen der Transfer *manchmal* Probleme bereitet, würden von diesem Lösungsansatz profitieren. Die Frage *„Fühlen Sie sich gut angeleitet?"* beantworteten 60,6% der Befragten mit *ja* und *überwiegend ja*, dem gegenübergestellt fällt auf, dass im bundesweiten Vergleich nur 55,6 % sich gut mit Anleitungen versorgt fühlen.

Die derzeitigen Belastungen im Stationsalltag wirken sich ebenfalls nicht positiv auf die Zufriedenheit der Auszubildenden aus. Hier entspricht die Rangfolge im Wesentlichen dem bundesweiten Durchschnitt, lediglich prozentuale Abweichungen waren zu verzeichnen. So lag das *Arbeiten unter Zeitdruck* in G. und S. mit 33,3% an erster Stelle, während es im bundesweiten Durchschnitt bei 63,7% zu verzeichnen war. *Probleme im Team* und *Fehlende Pausen* belegten in der ver.di Studie mit jeweils 37,7 % Platz zwei (Ausbildungsreport Pflegeberufe , 2015, S. 47). Im Ergebnis der hier durchgeführten Befragung lag *Sonstiges* mit 18,2 % an zweiter Stelle. Unter diesem Punkt gab es die Möglichkeit Freitext zu hinterlegen, u.a. fielen hier häufig Begriffe wie: „Einsatz als volle Arbeitskraft", „unterbesetzte Schichten", „fehlendes Personal". Diese lassen sich unter dem Begriff *Personalmangel* gut zusammenfassen. Dieser Punkt unterstreicht auch den ersten Platz des *Arbeitens unter Zeitdruck*.

Paragraph 2 Absatz 2 der Ausbildungs- und Prüfungsverordnung für die Berufe in der Krankenpflege (Ausbildungs- und Prüfungsverordnung für die Berufe in der Krankenpflege (KrPflAPrV), 2004) besagt, dass die Aufgabe der Praxisanleitung ist „die Schülerinnen und Schüler schrittweise an die eigenständige Wahrnehmung der beruflichen Aufgaben heranzuführen." An dieser Stelle lediglich 18,2% der Auszubildenden zu generieren, die diese stufenweise Anleitung *immer* erfahren, ist bedenklich und darüber hinaus nicht gesetzeskonform. In der ver.di Studie antwortete ein Drittel (33,1 Prozent) aller Auszubildenden auf die Frage, ob sie vor Ort von Praxisanleiter/innen an ihre beruflichen Aufgaben herangeführt werden, mit *nein* oder *überwiegend nein* (Ausbildungsreport Pflegeberufe , 2015, S. 30). In einem Stationsalltag, in dem es gilt hochkomplexe Pflege zu leisten, muss die schrittweise Heranführung an die beruflichen Aufgaben im Vordergrund stehen. Es könnte sonst die Gefahr von Überforderung entstehen.

Die Gründe für das insgesamt schlechte Abschneiden der Pflegeberufe könnten u.a. in der engen Personaldecke zu finden sein, denn wo es gilt mit wenigen Personen eine multimorbide komplex pflegerisch anspruchsvolle Gesellschaft zu versorgen, entsteht Unzufriedenheit. Grundlegende Basis für eine gute Ausbildung ist eine angemessene Personalbesetzung in den Diensten, dafür sollte es eine gesetzliche Personalbemessung für alle Bereiche geben. Seit Januar 2019 existieren Personaluntergrenzen lediglich in den Abteilungen Intensivmedizin, Geriatrie, Kardiologie und Unfallchirurgie (Verordnung zur Festlegung von Pflegepersonaluntergrenzen in pflegesensitiven Bereichen in Krankenhäusern (Pflegepersonaluntergrenzen-Verordnung - PpUGV), 2019, S. § 3)

Ein weiterer Schritt in die richtige Richtung ist vermeintlich bereits getan, zumindest was die gesetzliche Pflicht zur 250 stündigen (10 % der praktischen Ausbildungszeit) Praxisanleitung anbelangt (Pflegeberufe-Ausbildungs- und -Prüfungsverordnung (PflAPrV), 2018). War sie bis dato lediglich eine Empfehlung der Deutschen Krankenhausgesellschaft, gilt sie ab dem 01.01.2020 gesetzlich verpflichtend. Wie die Umsetzung dieser erforderlichen Anleitungszeit geschieht, bleibt ein spannendes Feld und bedarf zahlreicher Änderungen der praktischen Ausbildung an beiden Klinikstandorten.

5.1 Kritik an der eigenen Arbeit

Die vorliegende Forschungsarbeit zeigt Schwächen auf. In der Studie wurde die Datenanalyse lediglich mit Häufigkeitsverteilungen durchgeführt. Es erfolgte keine analytische Auswertung hinsichtlich der Korrelation zweier Merkmale, beispielweise wäre es von Interesse zu untersuchen, ob die Auszubildenden, die Schwierigkeiten im Theorie-Praxistransfer haben, auch diejenigen sind, die selten eine schrittweise Anleitung erfahren.

Der Fragebogen wurde nicht komplett selbst erstellt, um einen Vergleich mit der Ver.di Studie durchführen zu können. Es erfolgte keine Faktorenanalyse, in der Annahme, dass die Autoren des Ausbildungsreports von ver.di dies bereits vorgenommen haben. Um den vorgegebenen Rahmen der Forschungsarbeit einzuhalten, wurden nicht alle Fragen vorgestellt. Hier könnte eine Publikationsbias entstehen, da es zu einer Verzerrung kommen der erhobenen Daten kommen könnte.

Darüber hinaus lässt sich im Anhang erkennen, das keine systematische Gliederung der Fragen erfolgte. Außerdem gestaltete sich der Umfang der Fragen zu groß, s.d. wie im oberen Abschnitt beschrieben, die Gefahr einer Publikationsbias entsteht.

6.Literaturverzeichnis

(2018). *Pflegeberufe-Ausbildungs- und -Prüfungsverordnung (PflAPrV)*.

Afentakis, A., & Maier, T. (2010). *Projektionen des Personalbedarfs und -angebots in Pflegeberufen bis 2025*. Wiesbaden: Statistisches Bundesamt.

Ausbildungs- und Prüfungsverordnung für die Berufe in der Krankenpflege (KrPflAPrV). (2004). Abgerufen am 09.. Juli 2019 von https://www.buzer.de/gesetz/4330/a59625.htm

(2015). *Ausbildungsreport Pflegeberufe 2015*. Berlin.

Bundesagentur für Arbeit Statistik/Arbeitsmarktberichterstattung. (2019). *Statistik der Bundesagentur für Arbeit*.

Burstedde, A. M. (2018). *Fachkräfteengpässe in Unternehmen*. Köln: Institut der deutschen Wirtschaft Köln e.V.

Buxel, H. (2011). Krankenhäuser: Was Pflegekräfte unzufrieden macht. *Deutsches Ärzteblatt*, 946-948. Abgerufen am 22.. Juni 2019 von https://www.aerzteblatt.de/archiv/88231/Krankenhaeuser-Was-Pflegekraefte-unzufrieden-macht

(2018). *DGB Jugendausbildungsreport*.

(2006). *DKG- Positionspapier zur Praxisanleitung und Praxisbegleitung auf der Grundlage des Krankenpflegegesetzes*.

(2018). *Duden; Das Bedeutungswörterbuch*. Berlin: Dudenverlag.

Elzer M., S. C. (2007). *Kommunikative Kompetenzen in der Pflege.Theorie und Praxis der verbalen und nonverbalen Interaktion*. Bern: Huber.

Joeres Stefanie, I. H. (2004). *Zukunftsorientierte Pflegeausbildung: Studie des Deutschen Evangelischen Krankenhausverbandes e. V. (DEVK) zur Qualität der Ausbildung an evangelischen Pflegeschulen*. Berlin: Schlütersche.

Kultusminister, S. d. (2019). *www.kmk.org*. Von https://www.kmk.org/themen/berufliche-schulen/duale-berufsausbildung.html abgerufen

Mamerow, R. (2013). *Praxisanleitung in der Pflege*. Hamburg: Springer.

Pfeifer, H., Schönfeld, G., Wenzelmann, F., & Jansen, A. (2015). *BIBB Report*. Bielefeld: Bertelsmann.

Pflegeberufegesetz (PflBG). (2017).

Schneider, A., Schneider, K., & Brinker-Meyendriesch, E. (2003). *Die Ausbildung in den Pflegeberufen- ein Sonderfall.* Heidelberg: Springer.

(2019). *Statistik der Bundesagentur für Arbeit, Berichte: Blickpunkt Arbeitsmarkt- Arbeitsmarktsituation im Pflegebereich.* Nürnberg.

Stefanie Joeres, I. H. (2004). *Zukunftsorientierte Pflegeausbildung: Studie des Deutschen Evangelischen Krankenhausverbandes e.V. (DEKV) zur Qualität der Ausbildung an evangelischen Pflegeschulen.* Berlin: Schlütersche.

Verordnung zur Festlegung von Pflegepersonaluntergrenzen in pflegesensitiven Bereichen in Krankenhäusern (Pflegepersonaluntergrenzen-Verordnung - PpUGV). (2019).

Wie zufrieden sind die Auszubildenden der Kreiskrankenhäuser Greiz und Schleiz?

Seite 1

1. Mein Ausbildungsplan für die Einsätze auf Station liegt mir für die gesamte Ausbildung vor.

   ◯ ja
   ◯ nein

2. Für die Praxisphasen auf Station sind konkrete Lernziele festgelegt.

   ◯ ja
   ◯ überwiegend ja
   ◯ überwiegend nein
   ◯ nein
   ◯ weiß nicht

3. Fühlen sie sich insgesamt gut angeleitet?

   ◯ ja
   ◯ überwiegend ja
   ◯ überwiegend nein
   ◯ nein
   ◯ weiß nicht

4. Wie oft müssen sie kurzfristig aushilfsweise auf anderen Stationen einspringen?

- ◯ ständig
- ◯ häufig
- ◯ manchmal
- ◯ selten
- ◯ noch nie

---

5. Wie zufrieden sind sie insgesamt mit ihrer praktischen Ausbildung?

- ◯ sehr zufrieden
- ◯ zufrieden
- ◯ teilweise zufrieden
- ◯ eher unzufrieden
- ◯ sehr unzufrieden

6. Die Praxisanleiter/innen haben genügend Zeit mich anzuleiten.

- ◯ ja
- ◯ überwiegend ja
- ◯ überwiegend nein
- ◯ nein
- ◯ weiß nicht

7. **Gibt es genügend Praxisanleiter/innen auf den Stationen?**

○ ja
○ nein

8. **Die Praxisanleiter/ innen auf den Stationen zeichnen sich durch eine gute Qualifizierung aus.**

○ ja
○ überwiegend ja
○ überwiegend nein
○ nein
○ weiß nicht

9. **Ich habe strukturierte Praxisanleitung- beinhaltet rechtzeitige Planung, Vor- und Nachbereitung einschließlich Reflexion.**

○ immer
○ häufig
○ manchmal
○ selten
○ noch nie

10. Ich werde während meinen praktischen Einsätzen:

☐ überwiegend nach dem Erreichen meiner Ausbildungsziele auf den jeweiligen Stationen beurteilt

☐ überwiegend nach meinem Verhalten auf den jeweiligen Stationen beurteilt

☐ gar nicht beurteilt

☐ weiß nicht

☐ _____

11. Der Theorie- Praxistransfer fällt mit schwer:

○ immer

○ häufig

○ manchmal

○ selten

○ nie

12. Die fachliche Qualität meines Theorieteils in der Ausbildung bewerte ich als:

○ sehr gut

○ mangelhaft

○ gut

○ befriedigend

○ ausreichend

13. Die Praxisanleiter/innen & Lehrer/innen meiner Schule stimmen sich über die Lerninhalte ab:

○ ja

○ überwiegend ja

○ überwiegend nein

○ nein

○ weiß nicht

14. Ich habe konkrete Lernziele, die ich in meinen Praxiseinsätzen erlernen kann.

○ ja

○ nein

15. In meinen Stationseinsätzen werden ich schrittweise an meine beruflichen Aufgaben herangeführt.

○ immer

○ häufig

○ manchmal

○ selten

○ nie

16. Welchen Anteil nimmt die Vor- und Nachbereitung des theoretischen Unterrichts ein?

○ 10 Stunden pro Woche

○ 8 Stunden pro Woche

○ 6 Stunden pro Woche

○ 4 Stunden pro Woche

○ 2 Stunden pro Woche

○ _____

17. Den mir, im Stationsalltag, übertragenen Aufgaben fühlte ich mich stets gewachsen.

- ◯ immer
- ◯ häufig
- ◯ manchmal
- ◯ selten
- ◯ nie

18. Ich fühle mich im Arbeitsalltag auf Station besonders belastet durch (Mehrfachnennungen möglich):

Bemerkungen können hier notiert
werden..

- ◯ Arbeiten unter Zeitdruck
- ◯ Probleme im Team
- ◯ Fehlende Pausen
- ◯ Vereinbarkeit von Freizeit und Beruf
- ◯ Schweres Heben und Tragen
- ◯ Arbeiten im Schichtdienst
- ◯ Häufiges Wechseln der Stationen
- ◯ Überstunden
- ◯ Sonstiges

19. Fühlen sie sich durch die Bedingungen auf Station stark belastet?

- ◯ immer
- ◯ häufig
- ◯ manchmal
- ◯ selten
- ◯ nie
- ◯ Sonstiges...................................

20. Wie alt sind sie?

[   ]

21. Geschlecht?

○ weiblich

○ männlich

22. Welchen höchsten allgemein bildenden Schulabschluss haben sie?

○ Hauptschulabschluss

○ Realschulabschluss (mittlere Reife)

○ Fachhochschulreife, Abschluss einer Fachoberschule

○ Allgemeine oder fachgebundeen Hochschulreife/ Abitur

23. Welchen Familienstand haben sie?

○ Verheiratet und lebe mit meinem/r Ehepartner/in zusammen

○ Verheiratet lebe mit meinem/r Ehepartner/in getrennt

○ ledig

○ geschieden

○ verwitwet

○ [   ]

» Umleitung auf Schlussseite von Umfrage Online

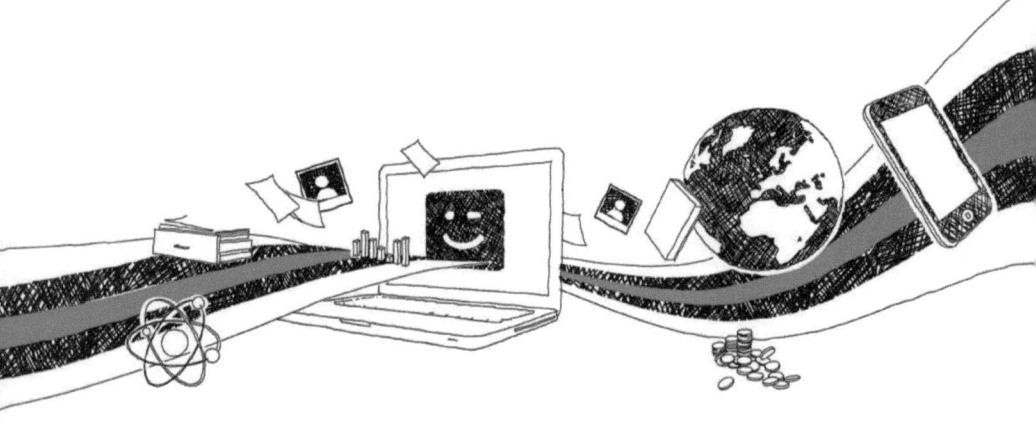
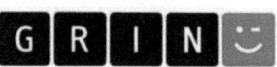